GUIDE PRATIQUE

POUR LE

Choix des Lunettes

PAR LE

Dr A. TROUSSEAU

Médecin de la Clinique nationale des Quinze-Vingts
Médecin en Chef de la fondation ophtalmologique
Adolphe de Rothschild

DEUXIÈME ÉDITION

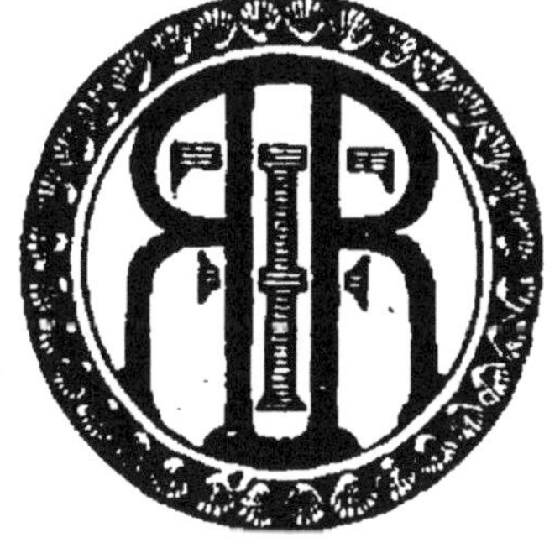

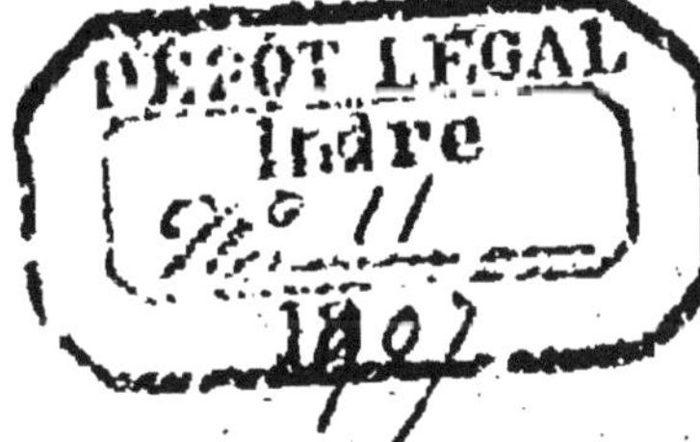

PARIS

F. R. DE RUDEVAL, ÉDITEUR
RUE ANTOINE DUBOIS, 4

1907

GUIDE PRATIQUE

POUR LE

CHOIX DES LUNETTES

GUIDE PRATIQUE

POUR LE

Choix des Lunettes

PAR LE

Dr A. TROUSSEAU

Médecin de la Clinique nationale des Quinze-Vingts
Médecin en Chef de la fondation ophtalmologique
Adolphe de Rothschild

DEUXIÈME ÉDITION

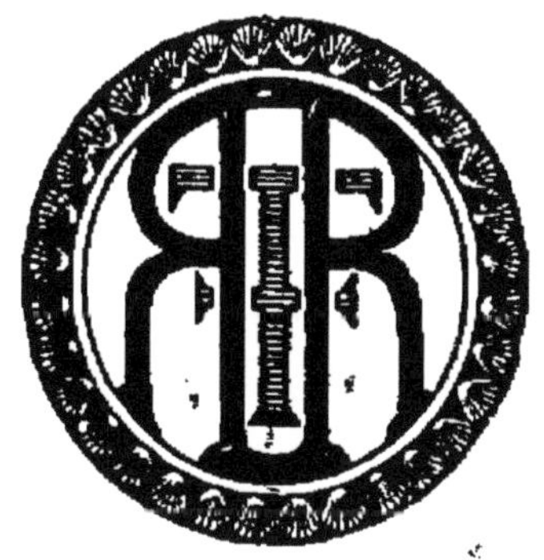

PARIS

F. R. DE RUDEVAL, ÉDITEUR
4, RUE ANTOINE DUBOIS, 4

1907

AVANT-PROPOS

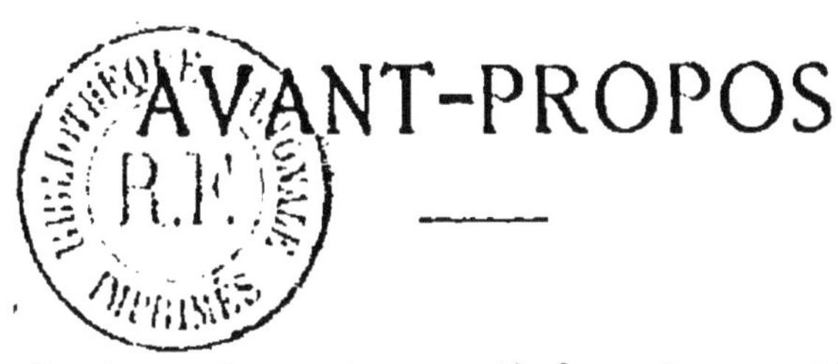

Qu'avaient jusqu'ici à leur disposition les étudiants et les médecins désireux d'apprendre à corriger les troubles si variés de la réfraction ? De volumineux traités d'où les notions pratiques ensevelies sous un monceau de considérations et de formules théoriques ne pouvaient être extraites qu'après de laborieux efforts, ou des ouvrages plus clairs, excellents pour les spécialistes, mais encore trop savants pour le débutant ou pour le praticien. J'ai pensé

qu'un très petit livre, mettant à la por-
tée de tous les notions indispensables
pour choisir avec sécurité les verres
de lunettes, aurait de grandes chances
d'être favorablement accueilli, d'où
l'éclosion de ce manuel. J'en ai banni
toute considération scientifique ; j'y ai
maintenu les seuls renseignements
nécessaires à l'étude des anomalies de
réfraction et au choix correct des verres.
Ses allures modestes, son caractère
d'utilité *pratique*, lui ont concilié quelque sympathie, puisque le voici arrivé
à sa seconde édition.

A. T.

Octobre 1906.

COMMENT RECONNAIT-ON QU'UN SUJET A BESOIN DE VERRES ?

Trop souvent les patients sont soignés par des moyens médicaux mal appropriés à leur situation, alors qu'ils obtiendraient un bénéfice immédiat et définitif par le choix de verres corrigeant un vice de réfraction, générateur de céphalalgies persistantes, de névralgies, de migraines, de tics, etc..

Ce cas se présente habituellement chez des enfants dont les parents refusent d'écouter les plaintes légitimes, ou dont le médecin part sur une fausse piste en attribuant au système nerveux, à l'anémie, à l'état général, à la croissance, des troubles justiciables de l'emploi des lunettes.

Il est donc utile de préciser quels sont les symptômes qui indiquent la nécessité d'un examen visuel.

Ces symptômes sont à considérer : 1° dans l'enfance et l'adolescence, 2° à l'âge adulte, 3° à l'âge mûr :

Dans l'enfance et l'adolescence :

Les tout petits, avant les premières leçons de lecture, ne formulent guère de plaintes, mais parfois ils louchent, clignent des yeux, rapprochent les images qu'ils regardent ou les jouets qu'ils manient. Ils ont souvent les yeux rouges, la conjonctive hyperhémiée ou garnie de fins follicules, ou bien des tics, des mouvements anormaux ou saccadés des globes oculaires ou des paupières.

Dès les premières leçons, dès les premières tentatives d'application régulière des yeux, ces phénomènes s'accentuent. C'est alors que l'enfant se plaint de mal voir. Il rapproche son livre, le tourne dans certains sens ou incline la tête de côté, il apprend mal à lire ; l'application de la vue est suivie de tension orbito-frontale et d'injection oculaire. Dans l'intervalle des heures de travail, des douleurs de tête peuvent s'établir qui prennent parfois de telles proportions qu'on songe à la méningite ; l'insomnie n'est pas rare (Trousseau).

Au lycée tout s'exagère encore, souvent même l'enfant est puni parce qu'il ne voit pas au tableau, parce qu'il lit ou écrit difficilement, ou se tient mal. Surviennent les migraines attribuées au surmenage, les blépharo-conjonctivites persistantes attribuées au lymphatisme, à l'arthritisme, et le sujet est soumis aux traitements les plus variés et les plus infructueux, alors que la guérison de tous ses maux serait instantanée si on reconnaissait le vice de réfraction si souvent responsable.

Dans l'adolescence, au moment des préparations d'examens, des sujets qui jusque-là ont, à force d'inconscients efforts, compensé leur amétropie ou qui ont pu lutter victorieusement contre ses inconvénients, sont terrassés et se croient parfois obligés de renoncer à la carrière qu'ils ont choisie.

Quant un enfant cligne, rapproche les objets, apprend mal à lire, ne voit pas bien au tableau, a des maux de tête persistants, on doit examiner ses yeux, surtout si, en plus des symptômes que je viens de décrire, il paraît rentrer dans un des types d'amétrope qu'on retrouve si nets et si tranchés chez certains adultes.

A l'âge adulte :

L'adulte, plus réfléchi, plus conscient que l'enfant, décrit quelquefois si bien les maux dont il souffre, que le diagnostic peut être fait presque à coup sûr sans examen spécial.

C'est d'abord le myope, à l'œil saillant, au regard mort, un peu hébété quand il ne porte pas de verres, qui cligne des yeux pour mieux voir au loin, qui avance la tête pour se rappro-cher des objets, qui parfois met le nez dessus, louche plus ou moins en dehors. Il accuse une douleur sourde au fond de l'œil et derrière l'œil. Il a des phosphènes, des mouches volantes. Il voit souvent des points noirs, des animalcules, des mouches.

Ou c'est l'hypermétrope dont la vue se trouble dans la fixation de près. A peine a-t-il com-mencé un travail suivi, qu'il doit l'interrompre :

les lettres dansent, chevauchent les unes sur les autres, paraissent grises ; le patient relève la tête, se frotte les yeux, regarde un peu au loin, reprend des forces et recommence une application qui bientôt l'épuise à nouveau. C'est surtout dans le demi-jour et à la fin de la journée que souffre l'hypermétrope atteint d'asthénopie, que s'exagèrent ces phénomènes de tension dans les orbites et dans les globes, qu'apparaissent cette barre qui presse sur le front, ces douleurs aux tempes, ces migraines qui empoisonnent l'existence de certains travailleurs. Chez quelques hypermétropes les muscles de la face ou du front se contractent, il y a même du blépharospasme et du larmoiement.

L'astigme cligne aussi bien quand il veut voir de loin que quand il veut voir de près, il rapproche les objets, les tourne parfois dans le sens le plus favorable à l'exercice de sa vision défectueuse ou presse, avec assez d'ingéniosité, sur ses paupières pour modifier la forme de son œil. C'est surtout chez lui que sont fréquents les tics des paupières et de la face (n'a-t-on pas été jusqu'à attribuer à l'astigmie des convulsions généralisées ?) surtout les contractions fibril-laires des muscles palpébraux, la photophobie, les vertiges, que sont fréquentes, les conjoncti-vites, surtout la folliculaire, les blépharites rebelles.

A l'âge mûr :

Voici un homme de 45 ans qui a toujours joui d'une excellente vision : il commence à recher-cher la vive lumière naturelle ou artificielle pour mieux voir, il s'aperçoit qu'il a quelque difficulté à lire son journal le matin dans son lit ou à poursuivre une lecture prolongée le soir. Il recherche de plus en plus la lumière, va parfois jusqu'à placer sa lampe ou sa bougie entre ses yeux et le livre. Il est obligé de renoncer à lire les petits caractères, les remarques ou renvois, les indicateurs de chemins de fer et d'éloigner des yeux livres et fins objets pour les voir nettement.

Notre sujet est devenu presbyte : qu'on n'oublie pas que cette presbytie s'observe non-seulement chez les emmétropes, mais encore, un peu plus tard, il est vrai, chez les myopes d'un faible degré, chez certains astigmes.

CONSIDÉRATIONS SUR LES LUNETTES

Les lunettes sont des instruments d'optique destinés à modifier, au moyen de verres appropriés, la marche des rayons lumineux et à corriger ainsi les différents troubles de réfraction. Les lunettes se composent de la monture et des verres.

On comprend que la façon dont les lunettes sont montées ait une grande importance, puisque, pour que leur effet se produise, il faut que les rayons lumineux soient toujours réfractés de même et que le foyer des verres se fasse au même point. Il faut donc que la monture soit telle que le verre ne se puisse déplacer ni en avant, ni de côté ; aussi doit-elle être adaptée à la conformation physique de chaque individu, l'écartement des verres doit-il varier avec l'écartement des axes oculaires et avec la nécessité habituelle de voir de loin ou de près. On comprend que pour les verres de loin, les yeux étant dans le parallélisme, le centre des verres doit être moins rapproché du nez que pour la vision de près dans laquelle les yeux tendent à converger en se dirigeant en bas, ce qui nécessite encore une inclinaison des verres de haut en bas et d'avant en arrière à 15 ou 20° pour que le regard suive le centre du verre.

Dans la monture des lunettes, on distingue trois parties : les cercles, l'arcade, les branches.

Les cercles varient de forme suivant celle des verres qu'ils sont destinés à enchâsser ; la forme ronde est la plus convenable, mais elle est moins gracieuse que la forme elliptique, généralement adoptée, qui ne doit jamais être exagérée pour que les yeux ne regardent pas en dehors des verres.

L'arcade doit s'adapter à merveille à la forme du nez, ne pas permettre de déplacements latéraux. Sa longueur doit être telle que le centre de chaque cercle corresponde à la pupille de chaque œil. Si les verres n'étaient pas exactement placés devant les yeux, on regarderait par les bords des verres et non par les centres.

Les branches doivent, avant le crochet en brisure qui les maintient derrière les oreilles, avoir une longueur telle que la partie brisée passe bien exactement en arrière de l'oreille. Si la partie horizontale était trop courte, la partie verticale blesserait l'oreille, et les verres comprimeraient les cils, ce qui rendrait leur usage pénible ; si elle était trop longue, les verres tomberaient en avant, s'éloigneraient de l'œil constamment. Les branches doivent se mouler sur la région temporale sans la comprimer.

Les montures doivent être en métal dur et léger, en or ou en écaille. Il faut fuir les montures bon marché qui se déforment rapidement et ne permettent plus aux verres d'occuper la position voulue. C'est surtout pour les enfants que les montures doivent être bien adaptées, solides et choisies avec le plus grand soin, ceux-ci plaçant et déplaçant à chaque instant les lunettes, en tordant surtout les branches.

Le pince-nez se distingue des lunettes par l'absence de branches ; s'il est bien choisi, bien adapté à la conformation du visage, il peut rendre les mêmes services que les lunettes. Il doit être d'une grande fixité, condition que ne réalise jamais le monocle qui, pour cette raison et parce qu'il nécessite, pour être maintenu en place, une contraction musculaire, doit être interdit aux amétropes.

Si le pince-nez est destiné à porter des verres cylindriques, il doit réaliser une fixité absolue, l'axe des verres devant rester en rapport avec le méridien déterminé sous peine de trouble visuel marqué. Les modèles ordinaires n'ont pas la qualité voulue. Un modèle convenable est celui qu'a imaginé le Dr Motais, dans lequel l'écartement se produit par un glissement horizontal, sans le moindre mouvement de rotation.

Les montures des jumelles de théâtre doivent être aussi soigneusement faites que celles des lunettes ou pince-nez, et ceci est bien rarement obtenu. On achète une jumelle plutôt pour sa forme élégante, la matière employée, que pour sa bonne adaptation à la conformation physique. Les oculaires doivent être très larges et leur centre doit exactement correspondre à l'axe visuel, c'est-à-dire que leur écartement doit être calculé sur l'écartement des yeux placés en parallélisme, adapté à la vision de loin, celle qui nécessite l'usage de la jumelle. Il va sans dire que les verres de jumelles doivent corriger, s'il y a lieu, les troubles de réfraction de celui qui s'en sert.

Les verres de lunettes doivent être de matière dure, difficile à rayer d'une absolue pureté.

Ils sont confectionnés avec le flint glass (silicate de potasse et de plomb), le crown glass (silicate de potasse et de chaux), ou le cristal de roche (quartz hyalin).

Le flint glass, avec lequel sont faites presque toutes les lunettes bon marché, se raye facilement et décompose la lumière en amenant de l'irisation. Son emploi doit être proscrit et il est bon que le public sache que la qualité des verres est loin d'être indifférente.

Le crown glass est excellent et doit être re-
commandé. Il n'a qu'un inconvénient, qu'il par-
tage avec le flint glass, c'est de prendre l'humidité, de se couvrir de buée, et d'obliger celui
qui porte des lunettes faites de cette matière à
les essuyer presque continuellement.

Le cristal de roche ne se raye pas et ne prend
pas l'humidité, ce sont ses deux seuls avanta-
ges ; le dernier peut être précieux pour un chas-
seur, un cavalier, un marin. Il doit être taillé
perpendiculairement à l'axe, avec une scrupu-
leuse exactitude, sous peine de déformer les
images. Les verres faits avec cette matière seront
donc particulièrement soignés par le fabricant.

En pratique on donne généralement de pré-
férence au crown glass, moins cher et moins
difficile à tailler que le cristal de roche.

Les verres isométropes jouissent actuellement
d'une grande vogue.

Pour corriger les différents troubles de réfraction, on se sert de lentilles convexes ou convergentes, concaves ou divergentes, et aussi de verres cylindriques et prismatiques.

De grands verres ronds de belle matière, enchâssés dans une monture d'écaille, constituent la lunette idéale du travailleur, c'est celle que je préconise depuis de longues années.

ANOMALIES DE LA RÉFRACTION

Les yeux normaux étant dits emmétropes, la réfraction peut être considérée comme anormale quand existe un des trois états désignés par les termes : hypermétropie, myopie ou astigmie.

L'œil est *emmétrope* quand les rayons lumineux parallèles qui le traversent forment exactement foyer sur la rétine.

L'emmétrope voit nettement sans verre jusqu'à l'âge de quarante à quarante-cinq ans, époque à laquelle son accommodation s'affaiblissant, il devient *presbyte* et doit se servir de verres convexes pour la vision de près.

L'œil est dit *hypermétrope* quand les rayons lumineux trop divergents font foyer en arrière de la rétine.

Cet excès de divergence se corrige par les verres convexes qui, bien choisis, font converger les rayons sur la rétine et rendent nette l'image diffuse.

Dans l'œil *myope* les rayons lumineux trop convergents font foyer en avant de la rétine.

Ce trouble de réfraction est corrigé par les verres concaves qui faisant diverger les rayons, amènent leur foyer sur la rétine.

L'œil est *astigme* quand tous les méridiens n'ont pas la même réfraction.

L'astigmie est corrigée par les verres cylindriques convexes ou concaves employés seuls ou associés aux verres sphériques correcteurs de l'hypermétropie ou de la myopie.

On désigne, en abrégé, ces différents états de

la réfraction par les lettres initiales E, H, M, A ou Ast.

Diagnostic des anomalies de la réfraction

Ce diagnostic peut se faire au moyen de deux méthodes :

1° La MÉTHODE SUBJECTIVE, dans laquelle l'expérimentateur recherche l'influence produite sur l'acuité visuelle par l'interposition entre l'œil et une échelle imprimée destinée à mesurer cette acuité de verres convexes, concaves ou cylindriques ;

2° La MÉTHODE OBJECTIVE, comprenant deux procédés :

a) *L'examen direct* du fond de l'œil avec le simple miroir de l'ophtalmoscope tenu aussi près que possible de l'œil examiné sans interposition de lentille ;

b) La *skiascopie*, étude des jeux d'ombre qui se manifestent sur le champ de la pupille éclairé par le miroir ophtalmoscopique que l'observateur placé à 1 mètre du sujet fait mouvoir sur son manche ou axe vertical de gauche à droite et de droite à gauche (Cuignet).

MÉTHODE SUBJECTIVE

L'*acuité visuelle*, qu'on est convenu d'indiquer en abrégé par la lettre V, est la notation en chiffres de la qualité de la vision centrale.

On la mesure au moyen d'échelles composées de caractères d'imprimerie formant des lignes de plus en plus fines à l'extrémité desquelles se trouve un chiffre qui donne la valeur de la vision lorsque la ligne qu'il termine est lue nettement par le sujet placé à 5 mètres du

tableau bien éclairé. Cette distance de 5 mètres
est nécessaire pour un examen dont on veut
exclure toute intervention de l'accommodation.
A 5 mètres, en effet, les axes oculaires sont con-
sidérés comme parallèles, l'accommodation est
suffisamment relâchée.

On dit que l'acuité visuelle est normale ou
égale à 1 ($V = 1$) lorsque le patient, à la distance réglementaire, lit aisément la dernière
ligne de l'échelle en regard de laquelle est ins-
crit le chiffre 1. S'il ne lisait que la première
ligne de l'échelle en regard de laquelle est ins-
crite la fraction $\frac{1}{10}$ on dirait qu'il n'a qu'une
acuité de un dixième $\left(V = \frac{1}{10}\right)$ et ainsi de suite
pour les lignes intermédiaires.

L'acuité visuelle ne doit être prise que de
loin ; comme il est souvent utile d'étudier la
vision de près, on fabrique des livres d'étude

composés de lignes de plus en plus grosses, la première marquée du chiffre 1 représentant quand elle est lue à 0^m,30 la vision normale de près. Il s'agit là d'une méthode particulière d'exploration et non de la prise de l'acuité visuelle ; dans ce mode d'examen il y a évidemment intervention de l'accommodation.

Pour étudier la *réfraction* au moyen des échelles, on place le patient le dos tourné au jour à 5 mètres du tableau bien éclairé et on examine l'acuité visuelle de chaque œil isolément, ayant soin de cacher avec un verre opaque glissé dans la monture d'essai l'œil qui n'est pas en expérience.

Le sujet lit un certain nombre de lignes, puis il hésite et ne peut continuer sa lecture. On note le chiffre qui correspond à la dernière ligne lue nettement et l'on a ainsi son acuité visuelle : $V = \frac{1}{7}$, par exemple, si la ligne à laquelle correspond cette fraction est la dernière lue facilement.

On cherche ensuite à améliorer cette vision en glissant dans la monture un verre faible convexe ou concave. Si le verre ne trouble pas la vue, c'est un encouragement à continuer les recherches dans la série adoptée. On remplace le verre par un congénère d'un numéro plus élevé ; si celui-ci améliore encore la vision, on n'a qu'à passer à un plus fort jusqu'à ce que la dernière ligne du tableau soit lue aisément. On obtient ainsi, et l'acuité visuelle du patient, et la correction de son trouble de réfraction. Si, en augmentant graduellement le numéro des verres, on en rencontrait un qui, au lieu de laisser persister l'amélioration obtenue, brouillât la vision, on reviendrait au verre pré‑

cédent qui indiquerait bien le maximum d'amélioration possible. Quand le premier verre mis en essai brouille la vision, on doit abandonner la série adoptée et commencer les recherches dans la série opposée.

Prenons un exemple :

Un individu lit seulement la première ligne de l'échelle métrique. On place devant un de ses yeux un verre convexe faible, ce verre rend cette première ligne moins distincte, il brouille les caractères ; la série convexe doit être rejétée et la série concave expérimentée. Le premier verre concave employé permet une lecture plus facile de la ligne-témoin et même fait voir les caractères de la ou des lignes suivantes ; on continuera les recherches dans la série concave et on ne tardera pas à trouver un verre permettant la lecture de la dernière ligne. Le patient est donc myope et sa myopie est corrigée par ce dernier verre. On s'assurera que ce verre est le bon en en essayant un plus fort qui, dans notre hypothèse, brouillerait la vision au lieu de l'améliorer.

De cet exposé on peut tirer les conclusions suivantes :

Tout verre qui, à 5 mètres, augmente l'acuité visuelle indique une anomalie de réfraction en rapport avec la série essayée ;

Tout verre faible qui brouille la vision doit faire rejeter la série à laquelle il appartient et essayer la série contraire ;

Quand avec les verres d'une série on a obtenu une amélioration, et qu'on rencontre un verre qui brouille la vision, on doit revenir au verre précédent, les verres plus élevés de cette série étant impuissants à procurer une amélioration plus sensible.

Si les verres sphériques convexes ou concaves

n'augmentent pas l'acuité visuelle, on doit soupçonner, soit une lésion de l'œil et avoir recours à l'examen complet de l'organe, soit la présence de l'astigmie et essayer les verres cylindriques, suivant la méthode que nous indiquerons en étudiant cette anomalie. Si les verres sphériques améliorent la vision, mais ne peuvent la rendre normale, il est probable que l'œil est astigme et qu'on obtiendra le résultat souhaité en ajoutant aux sphériques des verres cylindriques convenablement orientés ou en employant seuls ces derniers comme nous le verrons en traitant de l'astigmie.

MÉTHODE OBJECTIVE

Examen direct. — L'examen direct du fond de l'œil se fait avec le miroir plan de l'ophtalmoscope, sans interposition de lentille. L'observateur se rapprochera le plus possible de l'œil observé afin d'embrasser un champ plus étendu, il relâchera son accommodation et cherchera à obtenir pareil résultat chez le patient en l'engageant à regarder au loin, dans le fond de la pièce, par exemple. Eclairant bien la pupille avec le miroir légèrement incliné vers la source lumineuse, il ne tardera pas à apercevoir le fond de l'œil et devra s'attacher à saisir un vaisseau qu'il prendra comme point de repère. Inclinant alors la tête de droite à gauche et de gauche à droite, il reconnaîtra qu'il a obtenu une *image droite*, en s'assurant que l'image du vaisseau se déplace dans le sens de ses mouvements, une *image renversée*, en constatant que l'image du vaisseau se déplace en sens inverse de ses propres mouvements. Pour que cet examen soit valable, l'observateur a dû se rendre emmétrope, s'il était atteint de quelque.

anomalie de réfraction, en plaçant derrière le trou du miroir le verre correcteur de cette anomalie.

Voici les résultats de l'examen direct :

L'œil *emmétrope* fournit une *image droite*, grossie, du fond de l'œil, qui devient moins distincte par l'interposition derrière le trou du miroir d'un faible verre convexe.

L'œil *hypermétrope* donne également une *image droite*, mais petite, qui devient plus nette par l'interposition d'un verre convexe.

L'œil *myope* fournit à un observateur très rapproché de la pupille une image très confuse du fond de l'œil qui ne devient distincte que par l'interposition d'un verre concave, mais si l'expérimentateur s'éloigne progressivement jusqu'à la distance de 1 mètre, il ne tarde pas à apercevoir, dans son mouvement de recul, une *image nette et renversée*.

Skiascopie. — Quand un observateur placé à
1 mètre cherche à éclairer, avec le miroir ophtalmoscopique, le disque rouge de la pupille, il
aperçoit, sur la surface de celui-ci, une ombre
qu'il peut à volonté promener sur toute la partie
rouge en imprimant au miroir des mouvements
de latéralité sur l'axe vertical représenté par le
manche.

L'ombre marche dans le sens de l'inclinaison
imprimée au miroir ou dans le sens opposé
C'est sur la constatation de cette marche *directe* ou *inverse* qu'est basée la détermination
de la réfraction par la skiascopie qui peut être
pratiquée avec le miroir *plan* ou le miroir concave.

Voici ce qu'on obtient avec le miroir plan :

Dans l'*emmétropie*, l'ombre moyennement
intense et nette, envahit rapidement la pupille et
marche dans le sens du miroir ; elle est *directe* ;

Dans l'*hypermétropie*, l'ombre plus intense et plus nette marche également dans le sens du miroir ; elle est *directe* ;

Dans la *myopie*, l'ombre marche en sens opposé de la rotation du miroir elle est *inverse*.

Avec le miroir *concave*, on a des résultats contraires : L et H = ombre inverse, M = ombre directe.

Le miroir plan de 4 à 5 centimètres de diamètre et à large ouverture donne une détermination plus précise que le concave.

Dans l'*astigmie* l'ombre est généralement déformée et se transporte dans un sens ou dans l'autre suivant la réfraction du méridien examiné.

Résumé du diagnostic des anomalies de réfraction

MÉTHODE SUBJECTIVE

H = V non brouillée ou nettement améliorée par les verres convexes, brouillée par les concaves.

M = V nettement améliorée par les verres concaves, brouillée par les convexes.

Ast = V non ou insuffisamment améliorée par les verres sphériques, nettement améliorée par les cylindriques seuls ou associés aux sphériques.

MÉTHODE OBJECTIVE

Examen direct

H = image droite rendue nette par les verres convexes.

M = près de l'œil, image confuse rendue

nette par les concaves ; loin de l'œil, image renversée.

Skiascopie

a) Miroir plan. H = ombre directe.

M = ombre inverse.

b) Miroir concave. H = ombre inverse.

M = ombre directe.

Ast = ombre déformée et variable.

NUMÉROTAGE DES VERRES DE LUNETTES

On a adopté comme unité de force réfringente une lentille de 1 mètre de foyer à laquelle on a donné le nom de dioptrie. Ainsi a été introduit le système métrique dans le numérotage des verres de lunettes, ainsi ont été abandonnées les anciennes notations par pouces si incommodes dans les calculs.

La lentille de 1 mètre de foyer qui constitue un verre très faible est néanmoins quelquefois trop forte pour les besoins de la pratique; aussi a-t-on admis des fractions de dioptrie, 0,25, 0,50, 0,75, qui permettent la prescription de verres plus faibles que la dioptrie et le passage graduel d'une dioptrie à l'autre ; ainsi on peut donner un verre de 1,25 ou 1,50 D alors que sans ces fractions on n'aurait eu à choisir qu'entre un verre 1 D ou 2 D. Il n'y a pas lieu de les utiliser dans les forts numéros ; à partir de 6 D on peut passer d'une unité à l'autre.

Dans les prescriptions de verres sphériques, on note la dioptrie en abrégé par la lettre D et on fait précéder le numéro du verre du signe + ou —, suivant qu'il s'agit d'un verre convexe ou d'un verre concave. Exemple : O D + 1 D se lit : œil droit, verre convexe de 1 dioptrie.

S'il s'agit de verres cylindriques on note d'abord l'axe que le cylindre occupera puis son signe + ou — suivant qu'il est convexe ou concave et enfin son numéro en dioptries.

Exemple : 90° — 1 D se lit cylindre concave de 1 D incliné à 90 degrés.

HYPERMÉTROPIE

L'hypermétrope affecte le type mongol ; il a généralement la face aplatie, l'œil petit, imparfaitement développé. L'hypermétropie est de règle chez les animaux et chez l'enfant au-dessous de huit ans.

Chez l'hypermétrope le foyer principal de l'œil se trouve en arrière de la rétine ; il y a insuffisance de force réfringente et insuffisance d'accommodation.

Le sujet ne peut voir à la distance normale du travail qui est souvent pénible, ne peut être longtemps continué sans que les lettres se brouillent, que la conjonctive s'injecte, que sur-

4

viennent même des douleurs périorbitaires ; ce sont là des phénomènes d'asthénopie accommodative qui exagèrent encore les efforts d'accommodation. Le *punctum proximum* s'éloigne progressivement avec l'âge, d'où apparition précoce de la presbytie.

L'hypermétrope de faible et moyen degré est prédisposé au strabisme convergent.

D'une façon générale l'hypermétrope voit bien de loin, mal de près ; il est obligé d'éloigner les objets rapprochés pour les voir nettement à moins que l'hypermétropie ne soit faible et l'accommodation puissante. Dans les hauts degrés d'hypermétropie, le patient voit mal de loin et de près, il rapproche les objets, car ne pouvant obtenir des images nettes, il tente de les agrandir ; pour diminuer les cercles de diffusion, il recherche la grande lumière, ou cligne des yeux afin de rétrécir la pupille.

Correction de l'hypermétropie. — L'hypermétropie est corrigée par les verres convexes ou convergents qui ramènent sur la rétine les rayons réunis trop en arrière et soulagent l'accommodation.

Diagnostic du degré de l'hypermétropie

Il doit se poser avec précision, avant toute prescription de verres, grâce aux différentes méthodes déjà énumérées :

1° *Méthode subjective.* — Tout verre convexe qui, placé devant l'œil en expérience, laisse persister à 5 mètres une acuité visuelle parfaite ou améliore complètement une acuité défectueuse, donne le degré de l'hypermétropie manifeste. Il persiste, il est vrai, malgré la correction, une hypermétropie latente négli-

geable en pratique. Dans ces essais, on doit rejeter comme trop fort tout verre qui a tendance à
brouiller la vision jusque-là améliorée par un
verre de numéro inférieur.

2° *Méthode objective*. — a) *Examen direct.* —
L'observateur, après avoir reconnu qu'il voit
une image droite du fond de l'œil, fait passer
derrière le trou du miroir des verres convexes
de plus en plus forts jusqu'à ce qu'il en rencontre un qui la trouble ; le numéro du verre qui a
donné la plus grande netteté à l'image donne le
degré de l'hypermétropie.

b) *Skiascopie.* — Après avoir constaté à l'aide
du miroir plan que l'ombre est directe, c'est-à-
dire suit les mouvements du miroir, on place,
devant l'œil en expérience, dans une monture
d'essai, des verres convexes de plus en plus forts
jusqu'à ce qu'on en rencontre un qui change le
sens de l'ombre et la rende inverse ; le verre

précédent ce dernier indiquait le degré de l'hypermétropie.

Comme il est long et fastideux de placer les verres successivement dans la monture, j'ai imaginé de les faire monter encastrés dans une règle qu'il suffit de promener devant l'œil pour qu'il soit en rapport avec des verres de plus en plus forts en commençant l'expérience par le bas de la règle, dite règle de Trousseau.

Choix des verres chez les hypermétropes

L'hypermétrope de degré faible ou moyen n'a besoin de verres que pour la vision de près.

Ces verres seront choisis par tâtonnement à l'aide du livre d'essai.

On prescrira soit le verre qui permet la lecture

facile de toutes les lignes à la distance de o^m,28 à o^m,30, si l'hypermétrope éloignait préalablement le livre au delà de cette distance pour voir nettement ; soit le verre qui permet une lecture prolongée sans fatigue, si l'hypermétrope, lisant à une bonne distance, se plaignait seulement de phénomènes asthénopiques.

Il sera bon, surtout chez les jeunes sujets qui font usage de leur accommodation, de donner des verres un peu moins forts que ceux que l'expérience aura indiqués. Au contraire, on pourra, aux individus âgés de plus de quarante à quarante-cinq ans, déjà en puissance de presbytie, prescrire le verre trouvé. Le numéro des verres doit être augmenté à mesure que les patients avancent en âge.

On reconnaît que les verres sont trop faibles quand le sujet s'éloigne pour mieux voir, qu'ils sont trop forts quand celui-ci se rapproche ou accuse un grossissement trop accentué des caractères.

Chez l'hypermétrope qui a de la fatigue musculaire, on peut ajouter aux verres convexes des verres prismatiques dont la base sera tournée en dehors ; des prismes de 2° à 3° d'angle sur chaque œil suffisent généralement.

L'hypermétrope de fort degré a besoin, pour voir de près, de verres qu'on choisira suivant les règles précédentes, et aussi de verres pour voir de loin. Dans ce dernier cas, il prendra le verre qui, à 5 mètres, lui fait lire facilement la dernière ligne de l'échelle métrique.

Aux enfants atteints de strabisme convergent hypermétropique, on donnera des verres convexes égaux à l'hypermétropie manifeste, qui seront conservés aussi bien dans la vision de loin que dans la vision de près.

Certaines professions nécessitent un passage

rapide de la vision éloignée à la vision rapprochée ; les individus qui les exercent ne doivent, à chaque instant, changer de lunettes, ou trou vent incommode le procédé qui consiste à placer par-dessus le verre approprié à la vision de loin un pince-nez muni du verre complémentaire utile à la vision de près. On a remédié à cet inconvénient, dont se plaignent certains hypermétropes forts ou certains hypermétropes devenus presbytes, les peintres spécialement, en prescrivant des verres dits à la Franklin, composés de deux pièces coupées horizontalement et réunies par leur surface de section.

Le verre supérieur plus faible sert à la vision de loin ; l'inférieur plus fort, à la vision de près ; en effet, la tête s'abaisse naturellement dans ce dernier acte, alors qu'elle est élevée dans le premier. Des verres à double foyer remplissent le même but.

Si l'hypermétrope n'a besoin de verres que
pour la vision de près et désire cependant ne
pas enlever ses lunettes pour regarder au loin,
celles-ci peuvent être munies d'un verre dont la
moitié supérieure a été supprimée de façon à ce
que le regard passe par-dessus le demi-cercle
qui constitue le verrè inférieur correcteur.

Considérations sur les verres convexes

Dans le choix des verres de lunettes il faut se
laisser guider par les circonstances individuelles, ne pas prescrire des verres à tout propos,
ne les donner qu'à ceux qui les réclament et
peuvent en tirer un réel bénéfice. Les verres ne
sont pas toujours agréables à porter, ils recueil-
lent les poussières, se couvrent de buée, forment
sur leurs bords des cercles nuageux. Il faut

prévenir le patient de ces inconvénients inévitables.

Il est très important que les montures des lunettes soient adaptées à la conformation du visage de chaque individu, que le crochet s'adapte à la convexité du nez, que l'écartement entre le centre des verres corresponde à l'écartement des deux axes visuels dans la position du regard pour laquelle ces verres doivent servir ; tous points déjà indiqués dans le chapitre intitulé : *Considérations sur les lunettes.*

Les verres convexes ayant un effet prismatique marqué, si le sujet ne regarde pas exactement par l'axe du verre, les objets semblent déplacés vers la périphérie de la lentille ; d'où la nécessité de faire décentrer les verres, de telle sorte que, pour la distance à laquelle ils sont destinés, la ligne du regard traverse exactement leur centre. Ainsi, pour la vision rapprochée, les yeux tendant à converger, le centre du verre sera reporté en dedans. L'effet prismatique se faisant aussi sentir dans la verticale, la ligne qui relie les centres des verres doit être parallèle à la ligne de base. Dans les lunettes de près, il faut, en résumé, que le verre convenablement décentré soit placé assez bas et que son bord supérieur soit incliné en avant ; ceci se réalise en élevant le sommet du crochet qui réunit les verres et en inclinant ces verres sur leurs branches.

Les hypermétropes peuvent augmenter l'effet du verre qui les adapte à grande distance en l'éloignant de l'œil ; le contraire a généralement lieu dans la vision de près, sauf pour les hypermétropes extrêmes.

Les verres convexes grossissent les images, rapprochent l'objet, en altèrent le relief et réduisent l'amplitude d'accommodation.

PRESBYTIE

Vers l'âge de quarante-deux à quarante-cinq ans, l'accommodation devient insuffisante ; tandis que chez l'emmétrope la vision reste bonne de loin, elle devient confuse de près, le sujet ne peut lire sans fatigue et ne voit nettement qu'en éloignant les objets. La *presbytie* est constituée. On comprend qu'elle survienne plus tôt, ou soit plus marquée, chez l'hypermétrope qui a déjà une insuffisance d'accommodation, et qu'elle ne soit manifeste que chez le myope de faible degré.

On corrige la presbytie par des verres convexes choisis suivant les règles établies pour l'hypermétropie. On ne se fiera pas, pour la prescription de ces verres, aux tables contenues dans tous les traités de réfraction généralement inexactes; on donnera le verre qui permettra une lecture facile à $0^m,30$, ou mieux encore un verre un peu plus faible que le dernier trouvé, certains patients habitués à lire ou à travailler de très loin ne s'accoutumant pas d'emblée à une vision plus rapprochée. On n'oubliera pas de prévenir ceux-ci de l'effet du verre et de la nécessité de maintenir le livre à la distance pour laquelle l'œil est adapté par la lentille.

Certains myopes faibles doivent porter des verres convexes de près, dès qu'ils ont des symptômes de presbytie! Malgré celle-ci, ils peuvent encore avoir besoin de verres concaves pour voir de loin, s'ils doivent fréquemment passer de la vision éloignée à la vision rapprochée, ils peuvent faire usage de verres à double foyer, le supérieur étant toujours un verre concave.

5

APHAKIE

L'aphakie est l'état de l'œil privé de son cristallin.

Le cristallin possède une action optique qui équivaut à celle d'une lentille de + 11 D enviiron placée en avant de l'œil, près de la cornée ; lorsqu'il a été enlevé ou déplacé, l'accommodation n'existe plus. Aussi, par le fait de sa sous-traction, un emmétrope devient-il hypermétrope de 11 D, un hypermékyse augmente-t-il son hypermétropie de 11 D, un myope devient-il moins myope, quelquefois même emmétrope, rarement hypermétrope, alors seulement que sa myopie dépassait 15 à 16 D.

Ces notions sont indispensables à posséder pour le choix des verres, chez les opérés de cataracte.

L'opéré, préalablement emmétrope, aura besoin, pour voir de loin, d'un verre convexe de 10 à 11 D, et, pour voir de près, d'une lentille + 15 ou 16 D; néanmoins toute prescription devra être précédée d'un essai avec l'échelle métrique et le livre spécial. On comprend qu'un hypermétrope de 2 D se trouvera bien pour voir de loin d'un verre de 11 D + 2 D = 13 D, tandis qu'un myope de 2 D devra se servir d'une lentille + 11 D — 2 D = 9 D, etc.

Tous les opérés de cataracte, outre l'hypermétropie amenée par la soustraction du cristallin, sont atteints d'astigmie et doivent porter, outre le verre sphérique, un cylindre convexe correcteur de 2 à 3 D et à axe le plus souvent horizontal, ceci étant dit pour faciliter les recherches, mais non pour les exclure. Plus on s'éloigne du moment de l'opération, plus l'astigmie diminue. On aura avantage à attendre trois à quatre mois pour choisir des lunettes définitives.

Nous avons vu plus haut que le moindre changement de distance entre l'œil et un verre convexe modifie la force de ce dernier; un malade intelligent peut donc suppléer à l'accommodation qui lui manque, en éloignant ou rapprochant son verre avec la main, suivant les besoins du moment.

On ne négligera pas de décentrer les forts verres convexes, qui ont une action prismatique considérable, ou on les combinera avec des prismes à base externe.

Quelle règle suivre quand un seul œil est opéré de cataracte?

Il résulte de cette situation une différence de

vision de chaque œil, telle que le sujet est obligé
de ne se servir que d'un œil ou de l'autre, ce
qui conduit à supprimer, au moyen d'un verre
opaque, l'œil dont l'acuité visuelle est la moins
bonne. Si l'œil non opéré, quoique déjà en partie cataracté, est plus utile que son congénère,
on bouchera ce dernier; dans le cas contraire,
on obturera l'œil non opéré et on donnera à
l'autre des verres appropriés à sa nouvelle situation.

MYOPIE

Le myope présente souvent le type dolycho-
céphale, il a les os de la face et de la racine du
nez développés, l'orbite profond, l'œil allongé.

La myopie n'existe guère chez les animaux,
chez les peuplades inférieures, chez l'enfant.
C'est l'apanage des peuples élevés dans la hié-
rarchie intellectuelle. L'influence de la race, y
prédispose par l'hérédité; le travail de près dé-
veloppe la prédisposition ou crée la myopie
qui peut être prévenue ou enrayée par le port
des verres correcteurs de la myopie et de
l'astigmie laquelle, d'après Javal, dispose souvent à la myopie et par une hygiène spéciale
de la vision, surtout utile au temps scolaire.

Le travail de près ne doit pas être prolongé et doit être entrecoupé de fréquents repos ; aux heures de classes et d'études succéderont des récréations régulières ; toute application inutile des yeux (pensums) sera proscrite. L'enfant écrira sur un pupitre incliné à 45°, la tête et le corps droits, les pieds étendus en avant. Les livres seront imprimés en grosses lettres bien noires, les lignes ne contenant pas un trop grand nombre de mots et n'étant pas trop rapprochées.

L'éclairage diurne est le meilleur ; il doit être largement distribué par de grandes baies éclairées au nord, proportionnées à l'étendue du local et placées à la gauche du travailleur. Quand le jour est reçu d'en face il éblouit ; quand il vient du côté droit, le bras droit fait ombre sur le papier.

Les foyers d'éclairage artificiel doivent être

intenses et ne pas donner trop de chaleur. L'éclairage électrique, doit être préféré à tout autre mode d'éclairage, à son défaut, le pétrole sera employé, on proscrira le gaz, l'huile et surtout la bougie.

Quand la myopie s'aggrave malgré tout, on peut défendre tout travail et mettre les yeux au repos absolu, voire même au moyen des mydriatiques, s'il existe de la crampe ciliaire.

Chez le myope, le foyer principal de l'œil se trouve en avant de la rétine; il y a excès de réfraction, spasme de l'accommodation lié à l'abus de la convergence exagérée dans la vision de près.

Le sujet est forcé de rapprocher les objets pour les voir nettement, donc il converge; ceci fatigue les muscles droits internes qui, trop tendus par suite de l'allongement de l'axe de l'œil, manquent de force et de prise, ont une action

difficile et ne tardent pas à s'épuiser, d'où la
tendance des myopes au strabisme divergent
dans les cas extrêmes de surmenage, et dans
les cas moyens à l'asthénopie musculaire si
fréquente dans le travail de près. Celui-ci
devient pénible et s'accompagne de scintille-
ments, mouches volantes, migraines, névralgies, voire même de diplopie passagère.

Tous les myopes voient mal de loin ; ils ont
le regard vague et clignent des yeux pour supprimer les cercles de diffusion. Si les myopes
de faible degré ne rapprochent pas beaucoup
les objets dans la vision de près, ceux de moyen
et fort degré ont parfois le nez sur le livre.

La myopie progressive présente une réelle
gravité ; c'est presque une maladie de l'œil.
Elle se caractérise par l'allongement démesuré
de l'axe oculaire, par la présence au côté temporal de la papille d'un croissant blanc, dit

staphylome postérieur, par des plaqués d'atro-
phie choroïdienne, parfois par des hémorrha-
gies dans la macula ou dans le corps vitré
souvent ramolli et rempli de corps flottants,
par des cataractes polaires antérieures et posté-
rieures. La terminaison possible par le décol-
lement rétinien en assombrit le pronostic.

Correction de la myopie. — La myopie est
corrigée par les verres concaves qui amènent
sur la rétine les rayons lumineux réunis trop
en avant en les faisant diverger.

Diagnostic du degré de la myopie

Il se fait à l'aide des méthodes subjective et
objective

1° *Méthode subjective.* — Après avoir constaté
que la vision est améliorée par un verre concave, on essaie dans la monture des verres de plus
en plus forts jusqu'à ce qu'on ait obtenu une acuité

visuelle normale ou rencontré un verre brouillant la vue ou rapetissant les objets au-dessous
duquel on redescendrait immédiatement. Le
verre le *plus faible* qui fournit la meilleure vision indique le degré de la myopie ; en effet
certains sujets, grâce à une grande puissance
d'accommodation peuvent voir nettement avec
des verres concaves d'un numéro plus fort que
la myopie réelle; ils annihilent le pouvoir divergent des verres par un spasme accommodatif
qu'on est en droit de rompre par l'atropine pour
rendre l'examen concluant.

2° *Méthode objective.* — a) *Examen direct.* —
L'observateur très rapproché de l'œil ne peut obtenir une image nette et droite du fond de l'œil
qu'en faisant passer derrière le trou du miroir
des verres concaves de plus en plus forts; le
verre le plus faible qui fournit cette image indique le degré de la myopie.

b) Skiascopie. — Après avoir constaté à l'aide du miroir plan que l'ombre est inverse, on met devant l'œil des verres concaves de plus en plus forts jusqu'à ce qu'on en rencontre un qui change le sens de l'ombre et indique ainsi le degré de la myopie.

Choix des verres chez les myopes

Dans la *myopie faible*, jusqu'à 3 D, on donnera pour la vue de loin et de près le verre le plus faible permettant une vision satisfaisante de l'échelle métrique.

Quand survient la presbytie vers 45 ans, souvent plus tard, le myope faible ne peut plus lire avec ses verres qu'il sera alors autorisé à laisser de côté et doit quelquefois même porter pour la vue de près des verres convexes faibles.

Dans la *myopie moyenne*, jusqu'à 6 D on corrigera la vue de loin et de près par des verres

un peu plus faibles que la myopie. On ne donnera de verres spéciaux de près que si le sujet
ne supporte pas la correction complète en lisant, ceux-ci représenteront la moitié de la myopie ; à un myope de 6 D on donnera, par exemple, — 5 ou — 5,50 D pour voir de loin et —
3 D pour voir de près.

Dans la *myopie forte*, au-dessus de 6 D et à
mesure que le degré s'élève, on doit prescrire
des verres de plus en plus inférieurs à la myopie et donner toujours les mêmes verres de loin
et de près à moins que le patient ne puisse s'ha-
bituer à lire avec ses verres de loin, dans ce
dernier cas on donnerait au moins des verres inférieurs à la moitié de la myopie, suffisants
pour éviter une trop grande convergence. Un
myope de 10 D pourrait porter pour la vue de
loin ou de près des verres de 7 à 8 D, s'il ne
pouvait lire avec ces verres il prendrait pour

la vue de près des verres de 3,50 ou 5 D.

Quelques myopes d'un degré élevé ne supportent pas les verres ; ils se trouveront bien de l'usage *exceptionnel* d'une face à main munie d'un verre notablement inférieur à la myopie.

Quand certains myopes qui ne supportent pas la correction totale ont besoin pour leurs travaux (musique, peinture) d'une vision intermédiaire à la vue de près et à la vue de loin, elle leur est fournie par un verre moins fort de 2,50 D que celui qui est porté de loin. Un individu qui emploie pour voir au loin — 5 D devra se servir pour le piano de — 2,50 D.

En résumé, on donnera autant que possible les mêmes verres pour la vue de loin et pour la vue de près en s'inspirant pourtant des susceptibilités individuelles, il y a là une question de tact clinique.

Un myope à fond d'œil sain ne porte jamais

trop ses verres. La myopie s'arrête chez les enfants et les jeunes gens qui ne quittent jamais leurs lunettes.

Après avoir examiné chaque œil isolément on doit placer simultanément devant les deux yeux chacun des verres trouvés pour s'assurer que la vue reste satisfaisante, que la correction est bien supportée, que le jeu de la vision binoculaire se fait normalement.

On obtiendra souvent une très bonne acuité avec deux verres plus faibles que ceux qui avaient amélioré isolément chaque œil ; ainsi on fixera la prescription.

Insuffisance de la convergence

Cette insuffisance dont nous connaissons les causes se traduit par l'apparition de l'asthénopie musculaire ; on la reconnaît par les procédés suivants :

1° En faisant fixer au malade le bout du doigt qu'on rapproche progressivement, on constate que l'un des yeux ne tarde pas à se dévier en dehors ;

2° En faisant fixer l'extrémité du doigt tenu à $0^m,15$ avec l'un des yeux, l'autre étant caché par un verre dépoli, qui n'empêche pas d'en observer les mouvements, ne tarde pas à se dévier en dehors ;

3° En tenant un prisme de 10° verticalement devant l'un des yeux, la base en haut ou en bas, et en priant le malade de fixer un point noir coupé par une ligne verticale on crée une diplopie telle que le patient voit deux points noirs situés exactement l'un au-dessus de l'autre, s'il n'y a pas d'insuffisance, et déviés latéralement avec images croisées, s'il existe une insuffisance. Pour la corriger, devant l'œil dépourvu de prisme on place successivement des prismes à base interne de plus en plus forts jusqu'à ce qu'on en trouve un qui ramène les points sur la même ligne et qui indique ainsi le degré de l'insuffisance et sa correction. Cette correction doit toujours être répartie sur les deux yeux. Si on trouve qu'une insuffisance est corrigée par un prisme de 6° on prescrira pour chaque œil un prisme à base interne de 3°. Les prismes sont réservés à la vision de près ; au-dessus de 3° ils sont trop lourds et presque impossibles à porter. Ils seront associés aux verres sphériques correcteurs.

Considérations sur les verres concaves

Les verres concaves rapetissent les objets et cet effet est d'autant plus marqué dans la vision à distance que le verre est plus éloigné de l'œil. Il faut donc recommander au sujet de maintenir ses verres près de l'œil et faire monter les lunettes en conséquence en tenant compte de la dimension et de la direction des cils.

Les verres concaves augmentent le parcours d'accommodation et altèrent le relief des objets. Ils donnent de la diplopie aux individus qui regardent par leurs bords et possèdent une action prismatique comme les verres convexes, mais ici le sommet du prisme est représenté par le centre du verre. Il sera bon de faire décentrer les verres concaves en dehors, ce qui diminuera la convergence. Cette décentration donne d'excellents résultats dans les très faibles degrés d'asthénopie musculaire.

ASTIGMIE

Dans cet état tous les méridiens de l'œil n'ont pas la même réfraction, d'où l'impossibilité de leur accommodation exacte pour une même distance.

Les yeux astigmes sont plus ou moins déformés ; la face est souvent asymétrique.

L'astigme a, de loin, une acuité défectueuse et si, de près, il arrive à lire des caractères assez fins, c'est au prix d'un rapprochement exagéré, d'une inclinaison particulière de la tête ou d'une torsion des branches de lunettes, si elles ne corrigent pas l'anomalie, en tous cas d'une fatigue considérable qui engendre toute la série des phénomèmes asthénopiques déjà énumérés ; aussi des blépharites, des conjónctivites rebelles ont-elles été guéries par le simple port de verres correcteurs.

Il ne faut pas négliger l'astigmie la plus faible quand on suppose qu'elle engendre des phénomènes réflexes fâcheux.

Division de l'astigmie

Chez un emmétrope, tous les méridiens de l'œil sont emmétropes ; chez un myope, tous sont également myopes ; chez l'astigme sur le même œil un méridien peut-être emmétrope ; deux méridiens peuvent être myopes ou hypermétropes mais à des degrés différents, enfin de deux méridiens l'un peut être myope, l'autre hypermétrope ; ainsi sont constituées toutes les variétés d'*astigmie régulière* dans laquelle toutes les parties d'un même méridien conservent la même réfringence.

Il y a *astigmie irrégulière* quand toutes les parties d'un même méridien n'ont pas la même réfringence. Cette variété, qui se rencontre dans les altérations de courbure, les cicatrices de la cornée (kératocone, taies), etc., ne peut être corrigée dans la pratique ; nous n'y reviendrons pas.

Dans l'astigmie régulière les méridiens à réfringence extrême dits *méridiens principaux* sont presque toujours perpendiculaires l'un sur l'autre et séparés par des méridiens voisins, dans lesquels la réfraction est intermédiaire entre les extrêmes et change progressivement de l'un à l'autre.

Si, par exemple, le méridien EE' est emmétrope et le méridien MM' myope de 3 D, les méridiens qui les séparent auront à partir de E une réfringence qui croîtra progressivement de l'em-

métropie à une myopie qui, au niveau de M, at-
tendra 3 D. Entre ces deux points se trouveront 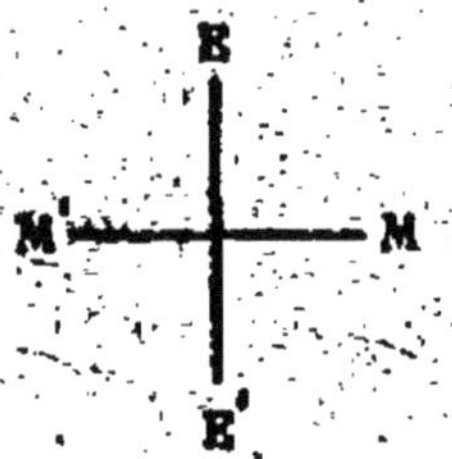
des méridiens dont la myopie
sera de 1 D, de 2 D. A partir de M
jusqu'à E' la réfringence décroîtra progressivement jusqu'au
retour à l'emmétropie.

Cet exemple peut faire saisir toutes les combinaisons ; ainsi si les deux méridiens principaux sont hypermétropes à des degrés différents, l'hypermétropie croîtra du plus faible au
plus fort jusqu'à atteindre son maximum au niveau de ce dernier à partir duquel elle décroîtra
de nouveau.

Les méridiens principaux sont perpendiculaires l'un sur l'autre, mais ils peuvent affecter
les directions les plus variées, l'un peut être vertical, l'autre horizontal, l'un peut être incliné à
136°, l'autre à 45°.

Astigmie régulière — On en distingue trois sortes : l'astigmie *simple*, l'astigmie *composée*, l'astigmie *mixte*.

Dans l'*astigmie simple*, un méridien est emmétrope, l'autre hypermétrope ou myope. Cette variété est corrigée par un verre cylindrique employé seul, convexe ou concave, suivant que l'astigmie est hypermétropique ou myopique.

Dans l'*astigmie composée*, les deux méridiens principaux sont myopes ou hypermétropes, mais à des degrés différents ; ainsi, un méridien peut être myope de 1 D, tandis que celui qui lui est perpendiculaire est myope de 3 D. Pour corriger cette astigmie, il faut un verre sphérique qui rend déjà un méridien emmétrope, plus un verre cylindrique de même signe; le verre sphérique étant trouvé, on n'a plus à corriger qu'une astigmie simple.

Dans l'*astigmie mixte*, l'un des méridiens est

myope, l'autre hypermétrope ; la correction s'obtient par l'emploi de deux cylindres de signe contraire perpendiculaires l'un à l'autre.

Voici un schéma destiné à bien faire saisir ces variétés ; il va sans dire que la direction des méridiens principaux peut être tout autre que celle que nous supposons ici.

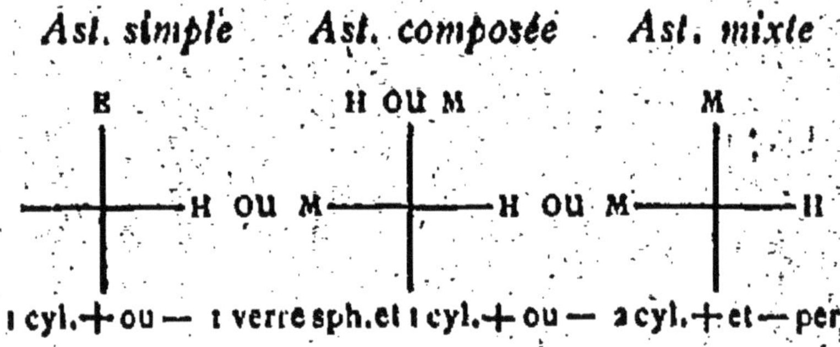

Diagnostic de l'astigmie

On doit soupçonner l'existence de l'astigmie chez un individu dont les yeux sont sains et dont l'acuité visuelle n'a pu être complètement améliorée par les verres sphériques.

Le diagnostic de l'astigmie se fait par les méthodes subjective et objective:

1° *Méthode subjective.* — On peut se servir pour la détermination de l'astigmie soit d'un cadran d'horloge ou d'une figure étoilée qui accompagne toute échelle métrique, soit de cette échelle même, soit mieux encore des deux objets réunis.

On se procurera une monture d'essai, à double rainure, permettant de superposer un verre sphérique et un verre cylindrique et d'orienter convenablement ce dernier suivant son axe ; à cet effet ces montures sont graduées en degrés correspondant aux divisions du cadran et aux différentes positions du cylindre.

Les verres cylindriques sont obtenus par la section d'un cylindre plein ou creux selon un plan parallèle à l'axe. Ils corrigent la courbure des méridiens défectueux sans agir sur celui qui

7

est resté normal. Ils sont convexes ou concaves et gradués en dioptries, comme les verres sphériques. L'axe est indiqué par deux petits traits marqués à chaque extrémité du verre, qui, mis en rapport avec les chiffres de la monture, permettent de lire l'inclinaison en degrés.

Le cadran est une figure formée de rayons espacés de 15° en 15° comme les heures d'une horloge et accompagnés à leur extrémité d'un chiffre romain qui indique les heures auxquelles ils correspondent et d'un chiffre ordinaire plus petit qui note leur inclinaison. L'inscription horaire a pour avantage de permettre au patient de désigner franchement telle ou telle ligne lui paraissant différer des autres. Placé devant le cadran il déclarera, par exemple, voir plus noire la ligne qui va de XII heures à VI heures ou de X à IIII heures suivant la direction de ses méridiens principaux.

Tout astigme voit plus nettement une des lignes du cadran ou un groupe de ces lignes; tandis que cette ligne lui paraît plus grosse, plus noire, les autres lui semblent plus confuses. Un emmétrope peut prendre notion de la vision d'un astigme en plaçant devant son œil un cylindre de 3 D qui lui fera voir plus noires la ou les lignes perpendiculaires à l'axe du cylindre.

Cette constatation révèle en même temps l'astigmie et l'inclinaison du méridien défectueux; l'axe du cylindre correcteur concave devra être placé perpendiculairement à la ligne vue la plus noire, tandis que l'axe du cylindre convexe assumera la direction même de cette ligne. Le signe du cylindre se détermine en essayant successivement un cylindre d'une des séries opposées, celui de la série correctrice rendant plus distincts et plus égaux les rayons du cadran, l'autre les rendant plus confus. Le numéro du cylindre se trouve en essayant des cylindres de plus en plus forts jusqu'à ce que l'un d'eux fasse paraître les rayons régulièrement noirs.

Avant de placer un malade davant le cadran horaire, il faut le rendre légèrement myope par un verre approprié. S'il est myope, ce verre sera légèrement plus faible que sa myopie, s'il est hypermétrope il sera légèrement plus fort que son hypermétropie.

On possède ainsi le diagnostic de l'astigmie, la position, le signe et le numéro du verre qui doit la corriger ; il faut encore placer le patient à 5 mètres de l'échelle métrique et s'assurer qu'avec le cylindre trouvé sa vision est devenue parfaite. S'il n'en était pas ainsi on ferait varier légèrement la position du cylindre et on ne la considérerait comme définitive que quand le sujet déclarerait voir nettes et bien droites les lignes de l'échelle. Il n'est pas mauvais d'essayer encore un cylindre un peu plus fort ou un peu plus faible que celui primitivement adopté.

Plus rapidement, on peut corriger l'astigmie avec la seule échelle métrique en mettant dans la monture d'essai un cylindre dont on choisit le signe par tâtonnement, le cylindre de la bonne série améliorant, celui de la mauvaise brouillant la vue, et dont on détermine l'axe en le faisant tourner dans la monture jusqu'à l'inclinaison qui donne une vision bien nette. En augmentant progressivement la force du cylindre dont on connaît le signe et la direction, on arrive à trouver le numéro qui donne la meilleure acuité.

Pour faciliter les recherches qu'on note que l'axe du cylindre correcteur convexe sera le plus souvent vertical ou près de la verticale et l'axe du cylindre concave horizontal ou près de l'horizontale, quoiqu'il y ait bien des exceptions à cette règle.

Ainsi sont corrigés tous les cas d'astigmie *simple*.

Si, malgré une bonne amélioration obtenue devant l'échelle par l'emploi des cylindres seuls, on n'avait pas une vision parfaite, on laisserait en place dans la monture le cylindre trouvé et on ferait glisser devant lui dans la seconde rainure un verre sphérique de plus en plus fort jusqu'à parfait résultat. On aurait ainsi déterminé et corrigé une astigmie *composée*.

Inversement dans l'astigmie composée, on peut commencer par déterminer le verre sphérique, qui à 5 mètres donne la meilleure acuité, et faire la recherche du cylindre, le sphérique étant laissé en place dans la monture. C'est même ce qu'il faut faire quand l'acuité visuelle n'est pas au moins de 1/10°.

Si un verre sphérique superposé au cylindre ne fournissait pas l'acuité parfaite, on placerait perpendiculairement au premier cylindre, un cylindre de signe contraire de plus en plus fort jusqu'à résultat précis. On aurait ainsi déterminé et corrigé une astigmie *mixte*.

Les épreuves monoculaires terminées, on doit toujours essayer les verres simultanément sur les deux yeux. On peut être amené à faire varier légèrement la position ou la force des verres, avec lesquels le patient devra en tout cas lire un certain temps.

Il est parfois utile d'avoir recours à l'atropinisation chez les individus dont les réponses sont variables.

2° *Méthode objective.* — a) *Examen direct.* — Quand la papille vue à l'image droite affecte

une forme ovale, on doit soupçonner l'astigmie,
et l'affirmer quand cette même papille vue à
l'image renversée prend la forme d'un ovale
tourné en sens opposé.

On peut encore poser le diagnostic quand, à
l'image droite, certains vaisseaux sont très nets,
tandis que ceux qui leur sont perpendiculaires
paraissent confus.

b) Skiascopie. — On utilisera, pour la détermination de l'astigmie, la marche de l'ombre
dans les différents méridiens. Quand les ombres
n'ont ni la même intensité, ni la même marche
dans les différents méridiens, on peut conclure
à l'astigmie. On peut se rendre un compte exact
de la réfraction des méridiens principaux, en
étudiant dans chacun d'eux la marche de l'ombre, après interposition au-devant de l'œil de
verre de plus en plus forts, convexes ou concaves, suivant les règles que nous avons pré-

cisées pour l'hypermétropie et la myopie.

On peut encore déterminer l'astigmie au moyen du *disque de Javal et Schiotz*, qui n'est autre qu'un carton blanc sur lequel sont tracés des cercles noirs concentriques. Si on place ce disque devant une cornée, on voit les cercles se peindre sur l'œil sous forme d'ellipses. Les grands axes des ellipses correspondent au méridien de la cornée qui a le plus grand rayon de courbure ; ainsi est accusée l'astigmie régulière. L'astigmie irrégulière est précisée par les irrégularités du bord des images des cercles.

c) *Ophtalmométrie.* — L'astigmie peut être déterminée et mesurée avec une grande précision au moyen de l'aphtalmomètre de Javal. Au moyen d'une ingénieuse combinaison, cet instrument donne : 1° l'axe du méridien principal le plus réfringent de la cornée ; 2° le degré de l'astigmie. L'emploi de l'ophtalmomètre n'exclut pas l'examen subjectif, mais grâce aux notions qu'il fournit, il le rend simple et facile.

Le cadre de ce petit ouvrage ne nous permet pas d'entrer dans de plus longs détails sur ce sujet qui ne peut être abrégé.

Notation de l'astigmie

Cette notation se fait suivant le conseil de Javal, en indiquant d'abord l'inclinaison du cylindre, puis son signe, puis le numéro du verre sphérique, s'il y a lieu.

$$\text{O G } 45° \; — \; 2 \text{ D}$$

se lit : œil gauche, cylindre concave de 2 D incliné à 45°.

$$\text{O D } 90° \; — \; 1 \; + \; 3 \text{ D.}$$

se lit : œil droit, cylindre concave de 1 D incliné à 90° associé à un verre sphérique convexe de 3 D.

L'inclinaison des axes est tracée dans les montures des lunettes d'essai, graduées de o à 180°, mais on ne s'entend pas encore sur la position à donner au o°, tantôt nasal, tantôt temporal. Il serait à désirer qu'une notation uniforme intervînt bientôt.

Choix des verres chez les astigmes

Les astigmes doivent porter des verres pour la vue de près et pour la vue de loin ; toutefois dans les très faibles degrés d'astigmie, ils pourront n'employer les lunettes que pour la vue de près.

Il est souvent utile de corriger les astigmies au-dessous de 1 D ; certains individus asthénopes se trouvent bien pour la lecture de cylindres de 0,75, voire même de 0,50 D et 0,25 D.

Quelle que soit la variété d'astigmie, l'inclinaison et la force du cylindre doivent toujours rester les mêmes pour la vue de loin et pour la vue de près.

Dans l'astigmie *simple*, le cylindre convexe ou concave sera porté seul pour toute distance ; un presbyte devrait, en outre, pour la vue de près, porter le verre correcteur de sa presbytie.

Soit un sujet atteint d'une astigmie myopique, qui jusqu'à quarante-deux ou quarante-cinq ans a porté un cylindre de — 2 D incliné à 180° :

$$180° \quad — \quad 2\ D$$

arrivé à cinquante-cinq ans, avec une presbytie de 2,50 D, il devra porter :

$$180° \quad — \quad 2\ D + 2,50\ D$$

Dans la correction de l'astigmie simple, on peut presque toujours, en l'associant à un verre sphérique, donner un cylindre concave placé du côté de l'œil, même lorsqu'il s'agit d'astigmie hypermétropique faible ou moyenne. Du moment qu'il s'agit d'égaliser la réfraction de deux méridiens perpendiculaires on peut, à volonté, employer des cylindres convexes ou concaves à axe opposé.

Dans l'astigmie *composée myopique*, on ajoute au cylindre concave qui reste immuable dans toutes les combinaisons un verre sphérique concave dont le choix, pour la vue de loin et la vue de près, doit être fait suivant les règles que nous avons indiquées pour la myopie ; le cylindre une fois déterminé, le choix du sphérique se fait comme chez un myope vulgaire. Quand le sujet ne peut pas porter de verre sphérique de près, il prendra au moins le cylindre seul. S'il y a de l'insuffisance de convergence on prescrira la décentration du verre.

8

Dans l'astigmie *composée hypermétropique*, le cylindre ne variant pas, on choisira le verre sphérique comme chez les hypermétropes, en tenant compte de la presbytie.

Dans l'astigmie *mixte*, les cylindres superposés à angle droit devraient être donnés pour la vue de loin et la vue de près, mais, vu la difficulté de construction des verres, on aura souvent avantage à donner un sphérique et un cylindrique.

Parfois encore on indiquera un cylindre concave pour la vue de loin et un convexe pour la vue de près.

Dans tous les cas on ne prescrira de verres définitifs qu'après avoir invité le sujet à regarder en tous sens, à marcher, à lire longtemps avec la combinaison trouvée pour les deux yeux.

Les astigmes ne peuvent se servir du pince-nez ordinaire dont l'écartement détermine une rotation plus ou moins considérable des verres cylindriques, modifiant l'inclinaison de leur axe. Ils devront porter des lunettes ou un pince-nez spécial, dans lequel cet inconvénient sera évité.

ANISOMÉTROPIE

Dans cet état la réfraction des deux yeux est inégale. Ceux-ci peuvent être myopes à des degrés différents ; un œil peut être hypermétrope, l'autre myope ; un peut être emmétrope, le congénère hypermétrope, myope, ou astigme, etc. Pour qu'il y ait réellement anisométropie, il faut que la différence entre les deux yeux soit au moins de 1 D.

Ce serait une grosse faute clinique de vouloir toujours égaliser les deux yeux, on amènerait dans la plupart des cas des vertiges, des éblouissements, qui feraient repousser la correction. Il n'y a pas de règle précise pour le choix des verres chez les anisométropes, l'expérience seule peut décider ; on tiendra grand compte des habitudes du sujet et de ses sensations avec les différentes corrections qu'on lui soumettra.

Étudions quelques cas qui peuvent se présenter dans la pratique.

Si un œil est emmétrope, l'autre amétrope, on n'indiquera pas de verres.

Si un œil est hypermétrope, l'autre myope, à moins de degrés extrêmes, on n'aura pas non plus de verres à prescrire, le premier œil étant utilisé pour la vision de loin, le second pour la vision de près. Il ne serait permis de corriger chaque œil que pour sa vision particulière.

Si les deux yeux ont la même anomalie de réfraction à des degrés différents, deux cas peuvent se présenter ; ou le patient supporte une correction de l'écart qui existe entre les deux organes, ou il ne supporte aucune tentative dans ce sens ; dans le premier cas, on fera une correction partielle de l'anisométropie : soit un myope de 3 D à gauche, et de 6 D à droite, on pourra donner 3 à gauche et 4 à droite. Dans le deuxième cas, on corrigera l'œil le meilleur, celui dont le patient se sert habituellement, et on donnera le même verre à l'autre œil. Certains individus supportent parfois des verres différents de 3 ou 4 D, mais ceci est exceptionnel.

En somme, on s'inspirera des circonstances particulières et de la tolérance du sujet. Il sera bon parfois de diminuer graduellement, par exemple tous les 6 mois, l'écart qui sépare les deux yeux en augmentant peu à peu la force du verre correcteur de l'œil le plus amétrope.

CONDITIONS D'APTITUDE VISUELLE
AU SERVICE MILITAIRE

―――――

Ces conditions sont ignorées des médecins et parfois des spécialistes qui ne savent même pas à quelle source se documenter. Or, médecins et spécialistes sont constamment consultés par des parents anxieux de savoir si leur fils pourra embrasser la carrière de son choix ou sera réformé pour sa vue défectueuse.

Elles sont réglées par l'instruction ministérielle du 22 octobre 1905, pour le departement de la Guerre, et par celle du 8 avril 1891 pour celui de la Marine.

Ministère de la Guerre

Art. 77. — Diminution de l'acuité visuelle

1° L'aptitude au service armé exige une acuité visuelle supérieure ou tout au moins égale à 1/2 pour un œil et à 1/20 pour l'autre œil, après correction, s'il y a lieu, par les verres sphériques ;

2° Seront versés dans le service auxiliaire les jeunes gens qui ont une acuité visuelle comprise entre 1/2 et 1/4 pour un œil et au moins égale à 1/20 pour l'autre œil, après correction, s'il y a lieu, par les verres sphériques.

L'acuité visuelle d'un œil étant inférieure ou égale à 1/20, celle de l'autre œil étant inférieure à 1/4, après correction par les verres sphériques, entraîne l'exemption et la réforme.

L'acuité se mesure au moyen de l'échelle typographique réglémentaire placée à cinq mètres en avant de l'examiné et à sa hauteur.

Art. 78. — Myopie

a) Est compatible avec le service armé :

La myopie ne dépassant pas sept dioptries, à condition que l'acuité visuelle soit ramenée par les verres correcteurs aux limites spécifiées au premier paragraphe de l'article 77 ;

b) Est compatible avec le service auxiliaire :

La myopie supérieure à sept dioptries. à condition que l'acuité visuelle soit ramenée par les verres correcteurs aux limites spécifiées au deuxième paragraphe de l'article 77 ;

La myopie compliquée de lésions choroïdiennes étendues et progressives entraînant une acuité visuelle inférieure aux limites fixées à l'article 77 est incompatible avec tout service et entraîne la réforme.

Art. 79. — Hypermétropie

a) Est compatible avec le service armé :

L'hypermétropie qui, après correction par le

verres convexes, ne détermine pas une acuité visuelle inférieure aux limites fixées par le premier paragraphe de l'article 77.

b) Est compatible avec le service auxiliaire :

L'hypermétropie qui, après correction par les verres convexes, ne détermine pas une acuité visuelle inférieure aux limites fixées par le deuxième paragraphe de l'article 77.

Art. 80. — Astigmie

L'astigmie est compatible avec le service armé, si elle ne détermine pas une acuité visuelle inférieure aux limites fixées par le paragraphe 1 de l'article 77.

Génie

1° L'aptitude physique nécessaire à l'infanterie ;

2° L'aptitude à distinguer nettement le vert du rouge pour les hommes du régiment de che-

mins de fer, les pontonniers et les télégra-
phistes.

Cavalerie

L'aptitude à la cavalerie comporte : Une
acuité visuelle se rapprochant autant que possible de la normale, au moins pour l'un des yeux,
et un champ visuel assez étendu.

Ecoles militaires

Les divers règlements, qui concernaient spécialement l'aptitude physique des candidats aux
écoles militaires, sont abrogés.

Désormais l'acuité visuelle exigée de ces jeunes gens sera celle de l'arme dans laquelle ils
contractent un engagement.

Armée coloniale

L'instruction ministérielle du 22 octobre 1905 est appliquée aux troupes de l'armée coloniale.

Ministère de la Marine

— ART. 85 —

L'intégrité de la vision est encore plus nécessaire dans la Marine que dans l'armée et l'usage des verres admis dans l'armée est, en principe, inacceptable dans le service de la flotte.

Pour les mousses et les engagés volontaires, la vue doit être complètement normale sauf les exceptions ou tolérances prévues dans les instructions annuelles sur le recrutement des spécialités des Equipages de la flotte ; il faut, en outre, pour l'aptitude à certaines spécialités (gabier, timonier, pilote, canonnier, torpilleur), l'absence de daltonisme et de diplopie.

L'absence de daltonisme ou l'état normal du sens chromatique, sera constaté par l'épreuve d'Holmgren.

L'épreuve tendant à constater l'absence de diplopie consiste à faire fixer avec les deux yeux un objet (par exemple, la flamme d'une bougie), et à placer un verre coloré en rouge devant un des yeux ; s'il n'y a pas de diplopie, le sujet examiné continuera à ne voir qu'une seule flamme colorée à moitié de rouge ; s'il y a diplopie, il verra deux flammes, une rouge et une blanche.

Pour les hommes de l'inscription maritime, tout vice ou toute lésion des organes de la vision qui réduit l'acuité visuelle à distance au-dessous de 3/5 pour l'un des yeux et de 2/5 pour l'autre œil, ou qui restreint le champ visuel binoculaire du côté des tempes de plus de la moitié, entraîne l'inaptitude au service.

L'examen de l'acuité visuelle, successivement

et à part pour l'un ou l'autre œil, se fera au
moyen des deux petits tableaux ci-dessous, ou à
défaut, avec des en-têtes de livre d'égale dimension. Ces deux tableaux sont formés, d'une part,
de 9 lettres, de l'autre de 9 signes, que l'on peut
facilement faire déterminer par des illettrés et
dans un sens quelconque, en leur enjoignant de
représenter avec deux doigts de l'une ou de l'autre main la forme et la direction de l'ouverture
des signes qu'on leur montre : lettres et signes
sont du n° 5 des échelles métriques ;

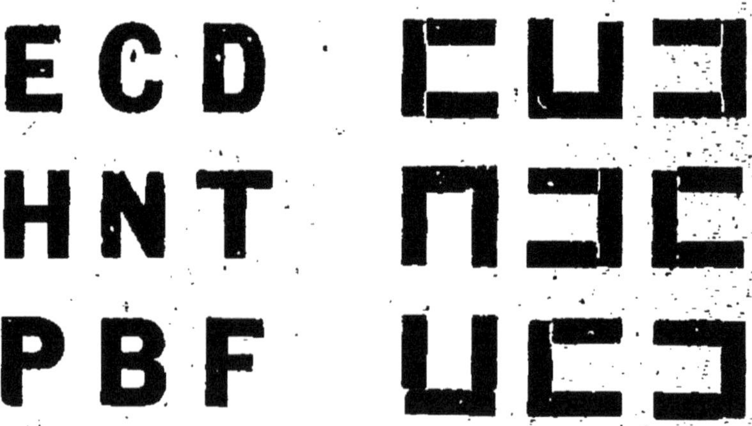

ils mesurent 0ᵐ,015 de large ; ils doivent être vus par un œil normal à 5 mètres et l'acuité est alors égale à 1 ; si le sujet ne les voit distinctement qu'à 1, 2, 3, 4 mètres, l'acuité descend à 1/5, 2/5, 3/5, 4/5.

TABLE DES MATIÈRES

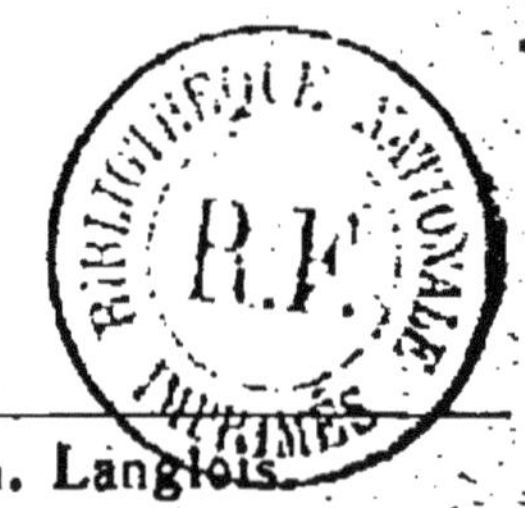